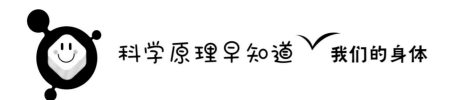

科学原理早知道 我们的身体

结实的骨骼与肌肉

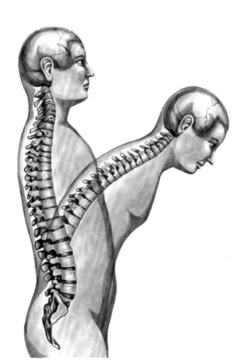

[韩] 申贤镇　文
[韩] 李相勋　绘
祝嘉雯　译

U0389748

化学工业出版社

· 北京 ·

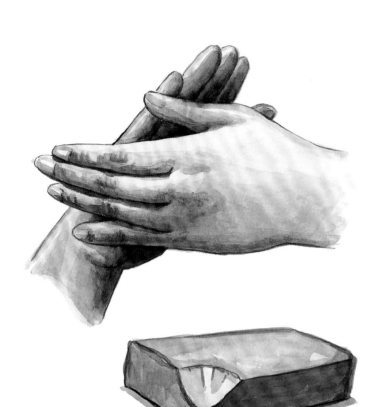

一起来用黏土捏个小泥人吧?

先来搓一个圆圆的脑袋,

然后是长长的手臂和腿。

接着再把小脑袋和手臂还有腿粘在躯干上……

让我们来试试小泥人能不能站起来吧?

呀!小泥人散架了。这是为什么呢?

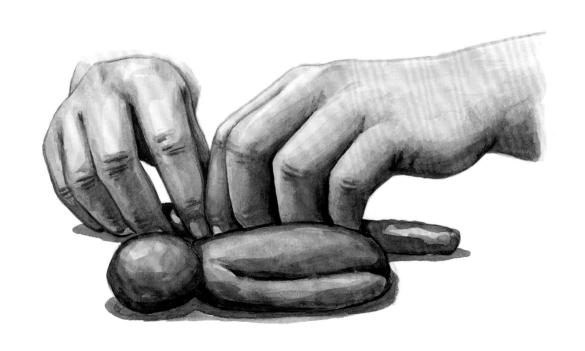

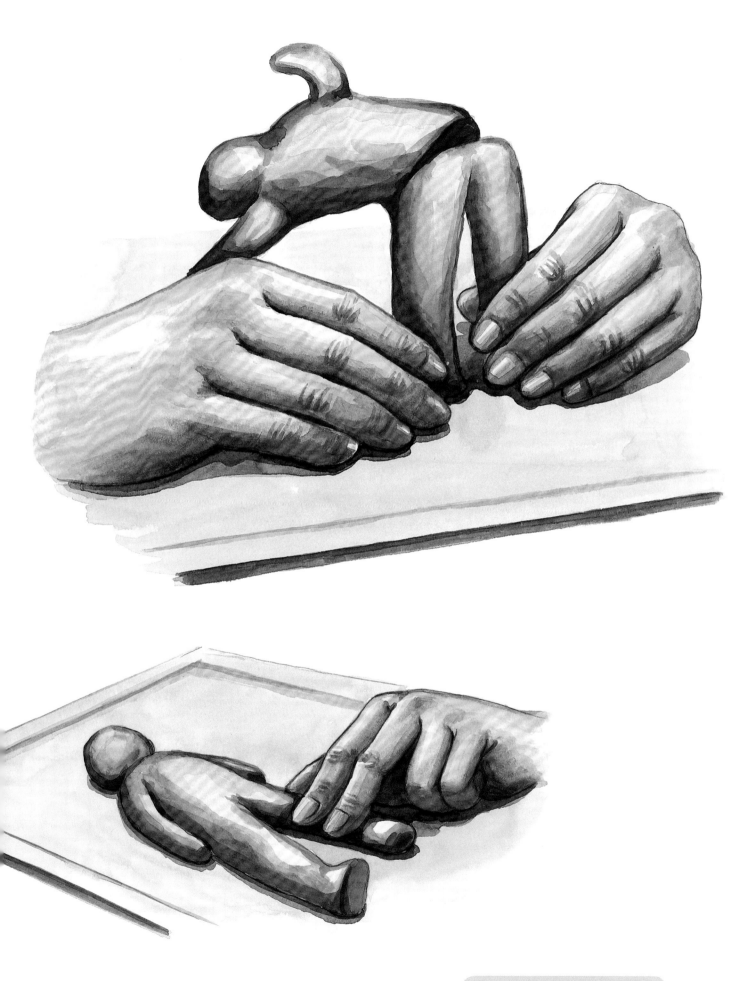

用黏土捏的小泥人无法自己站稳。

这次我们先用铁丝缠绕出小泥人的骨架，
然后再试着用黏土修饰看看吧?
哇哦!成功了!
因为这次给小泥人装上了骨架，所以小泥人站得很稳哟。
其实呀，人类的身体也是这样的。
我们能够轻松地站着或是到处走动，都是因为我们体内有结实的骨骼哦。
要是我们的身体里没有骨骼的话，就会像章鱼一样软绵绵的。

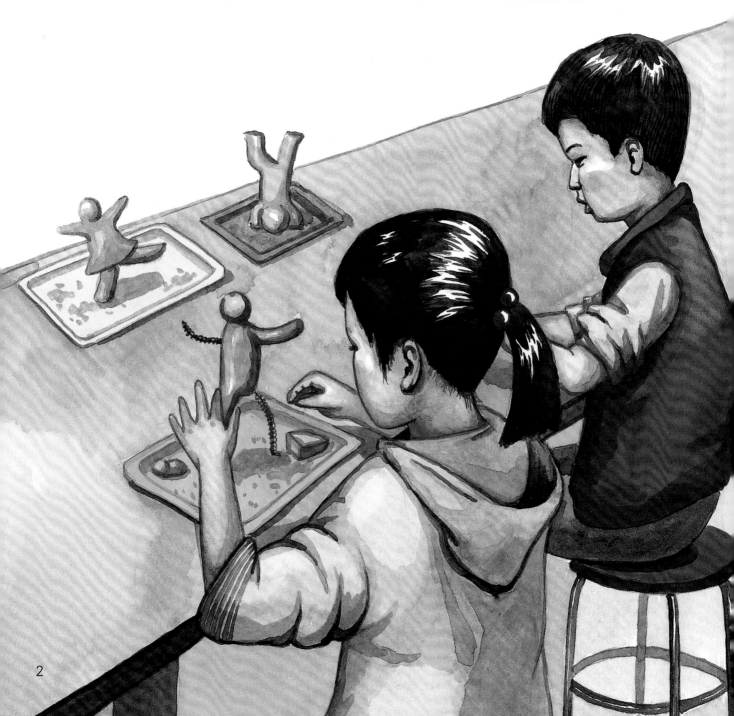

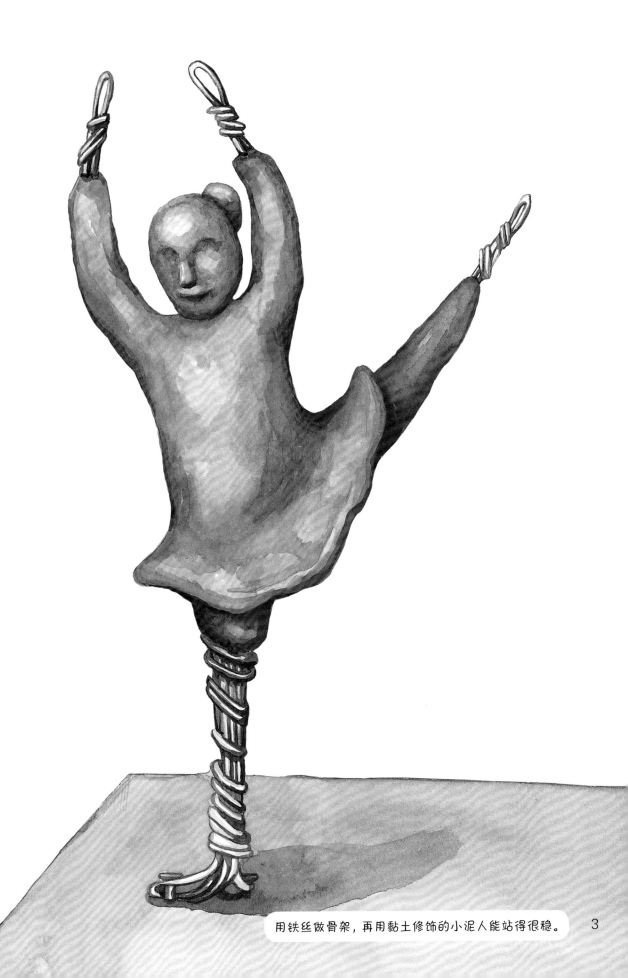

用铁丝做骨架，再用黏土修饰的小泥人能站得很稳。 3

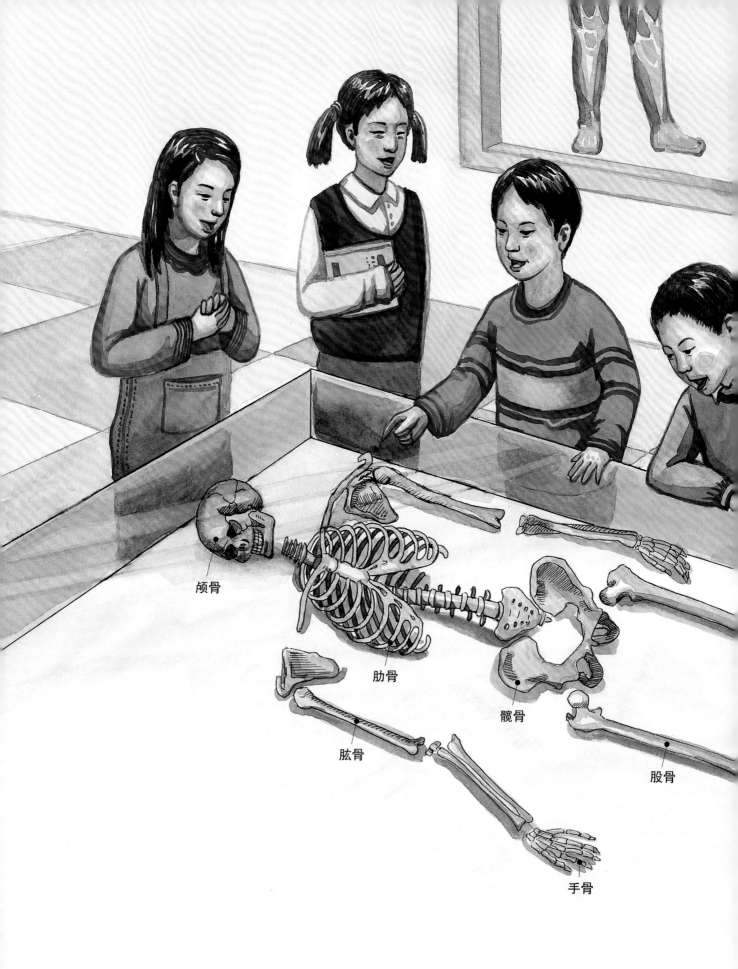

颅骨

肋骨

肱骨

髋骨

股骨

手骨

通常情况下，成年人的体内总共有 206 块骨头。

小朋友的骨头总数会更多一点，但随着不断的成长，

有些骨头会慢慢融合。

另外，骨头的大小和形状也各有不同哟！

有长骨、短骨、扁骨等。

长骨能够支撑我们身体的重量；

扁骨是保护我们内脏的主角。

让我们一起来认识一下值得我们感谢的骨骼吧！

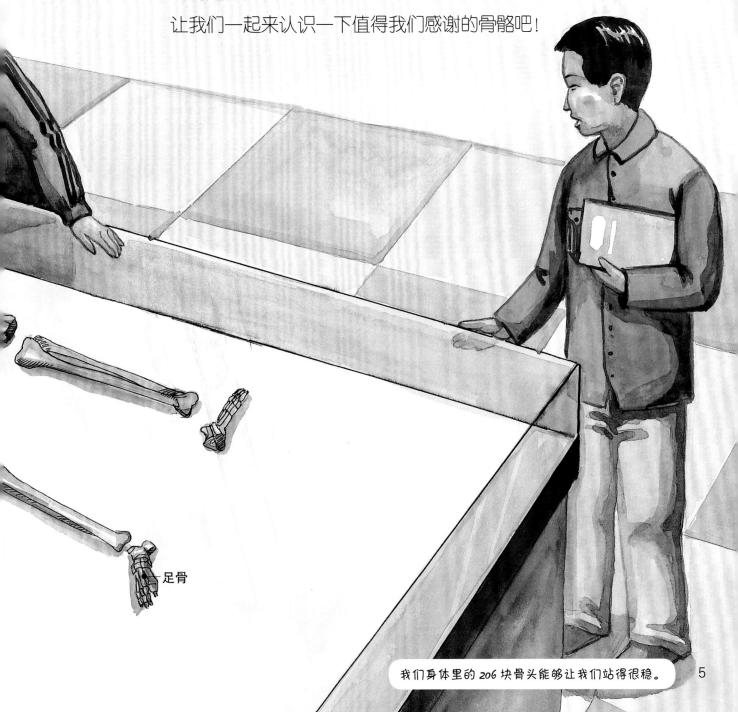

足骨

我们身体里的 206 块骨头能够让我们站得很稳。

头部有颅骨，它能保护我们的"大脑"。
23 块扁平的骨骼相互牢固地连接在一起就组成了颅骨，
看起来像不像个安全帽？
另外，通过下颌骨的上下运动，我们才能咀嚼和说话了。

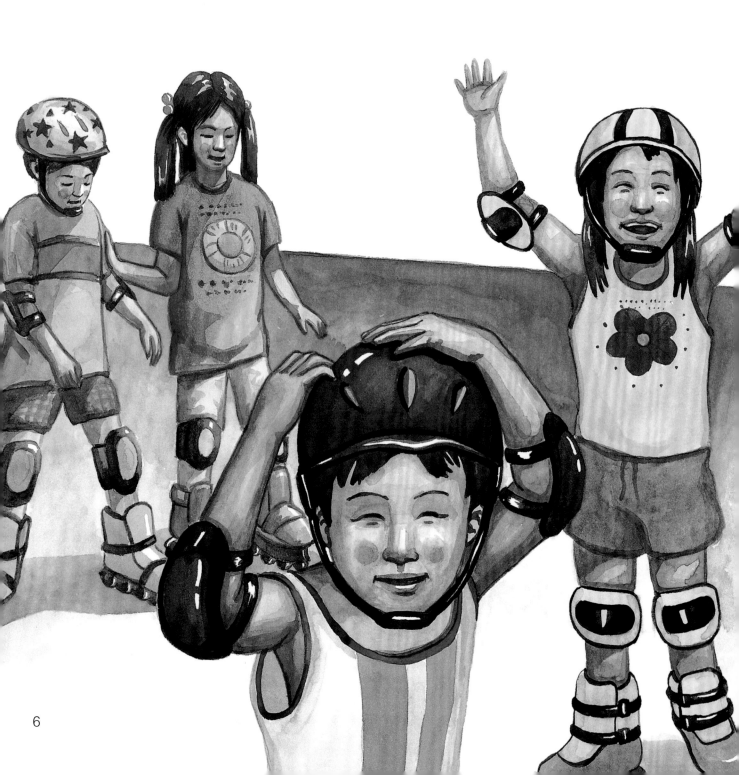

颅骨

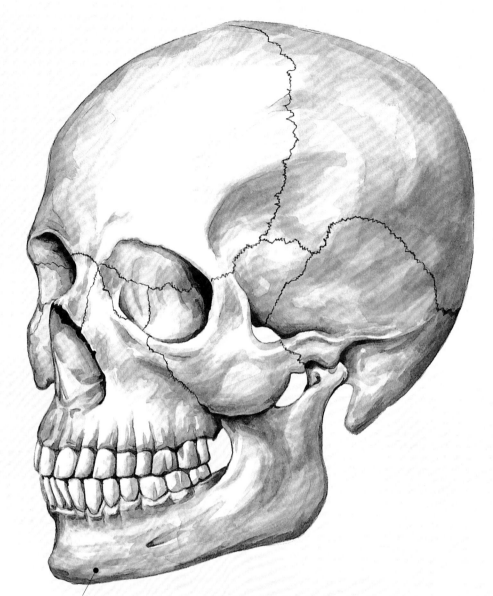

下颌骨

胸腔处有肋骨，
看起来是不是像个鸟笼？
它保护着我们的肺和心脏。
我们呼吸时，通过胸腔的扩张和收缩，
就能使空气从外界进入我们的肺，还能排出废气。

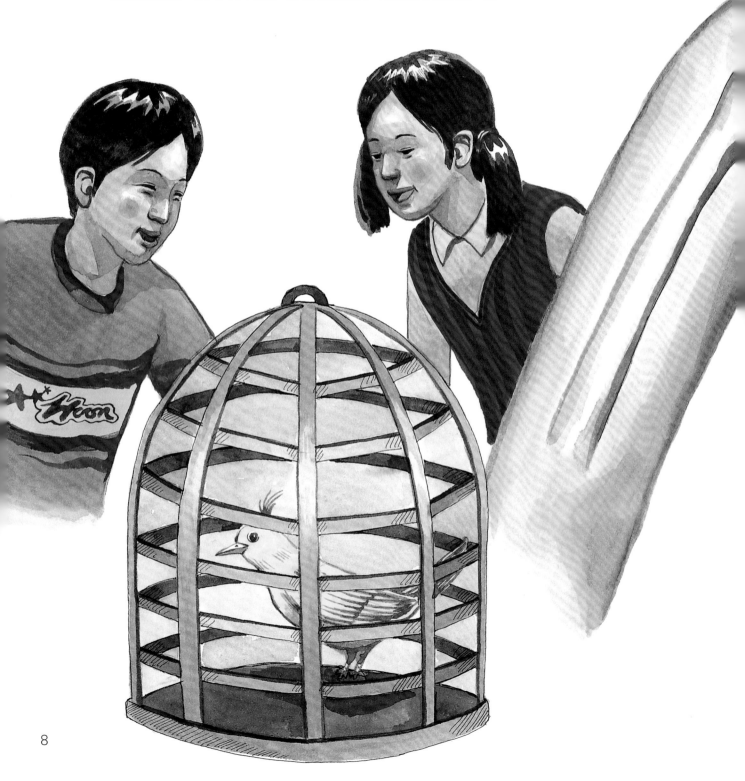

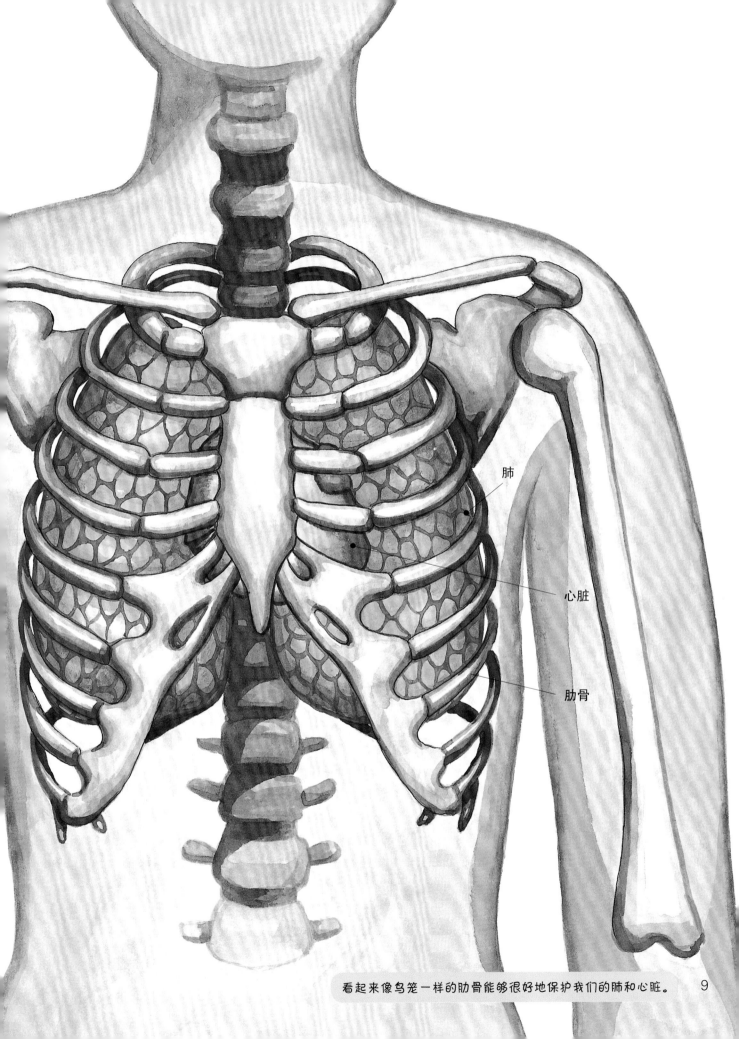

肺

心脏

肋骨

看起来像鸟笼一样的肋骨能够很好地保护我们的肺和心脏。 9

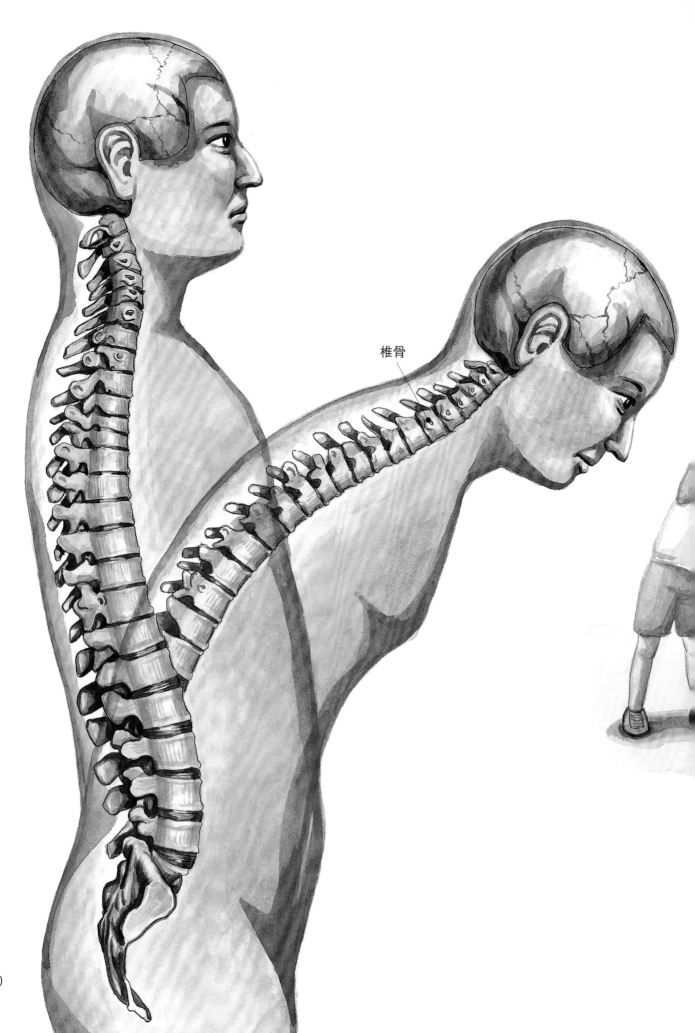

椎骨

骨头是怎样运动的？

我们的脖子能够左右扭动，腿能够弯曲、伸直。这是因为各部位骨与骨连接方式的不同，我们身体各部分能做出的运动形式也会有所不同。

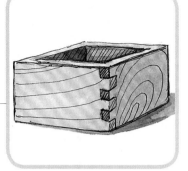

就像抽屉边缘的榫卯结构一样，不会松动，形态也不会发生变化。

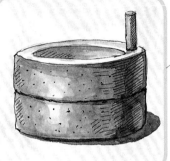

能够像磨盘一样旋转。

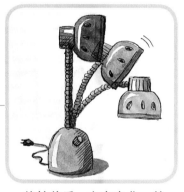

能够前后、左右弯曲，并在一定角度范围内扭动。

依靠肋骨上的关节，肋骨能够做小幅度运动，使得胸腔容积可以扩大与缩小。

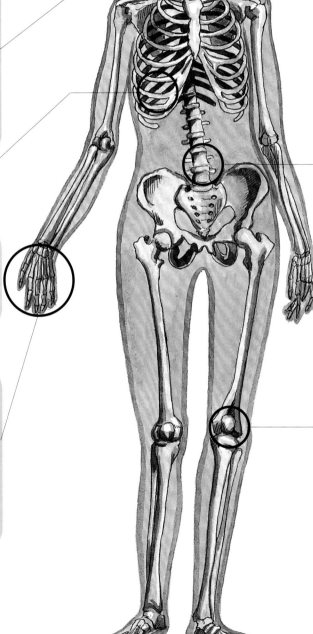

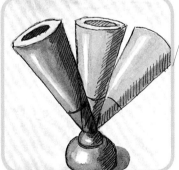

像笔座一样能够向各个方向运动。

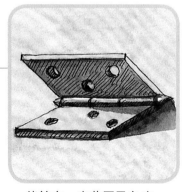

能够在一定范围及角度内弯曲和伸展。

在我们的背部有一条长长的骨骼叫做"脊柱"，
脊柱是由多块椎骨组成的。
它是我们身体的支柱，使我们能够保持站立。
多个不规则的椎骨连接在一起，
我们的身体就可以向前后左右不同方向弯曲扭动了。
想要脊柱健康地生长，就要每天都保持正确的姿势哦。

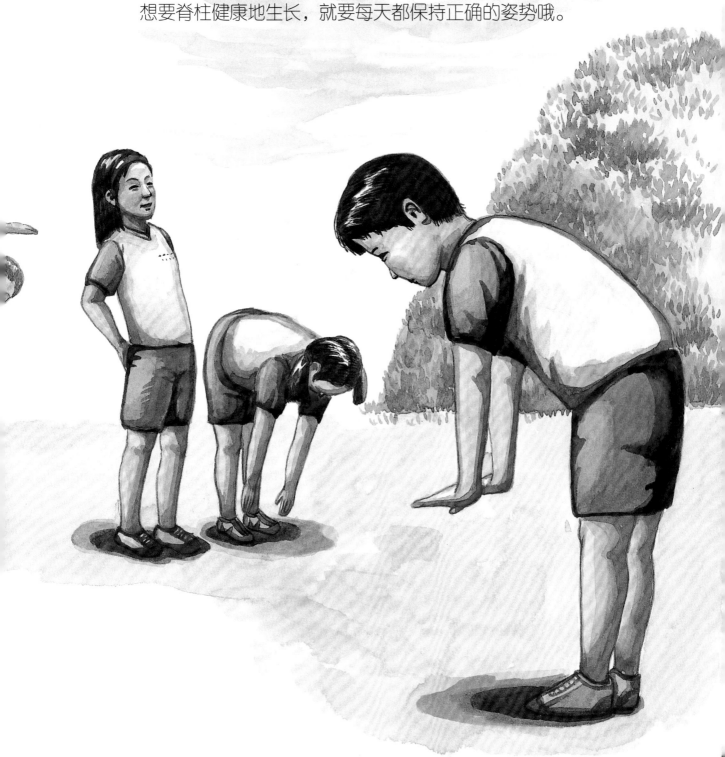

多块椎骨组成了能够支撑我们站立的"脊柱"。　11

再来看看手吧！

我们的手能做非常多的事情。

手骨是由许多小骨头连接而成的。

因为这些小骨头的存在，

我们才能够如此轻松地抓取物品，还能做出相互握手等动作。

要是没有这些小骨头，我们的手可就做不了这么多事情了。

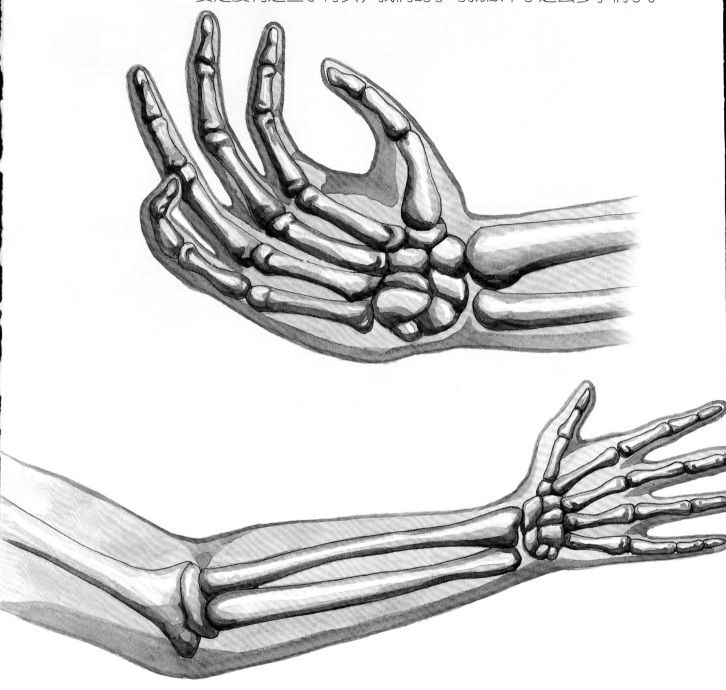

支撑着我们身体的骨骼

我们身体里一共有 206 块骨头。骨头里面其实长得像海绵，比我们看起来要轻得多，也坚硬得多。骨骼不仅支撑着我们的身体，还保护着我们的内脏呢。你知道它们都叫什么名字吗？

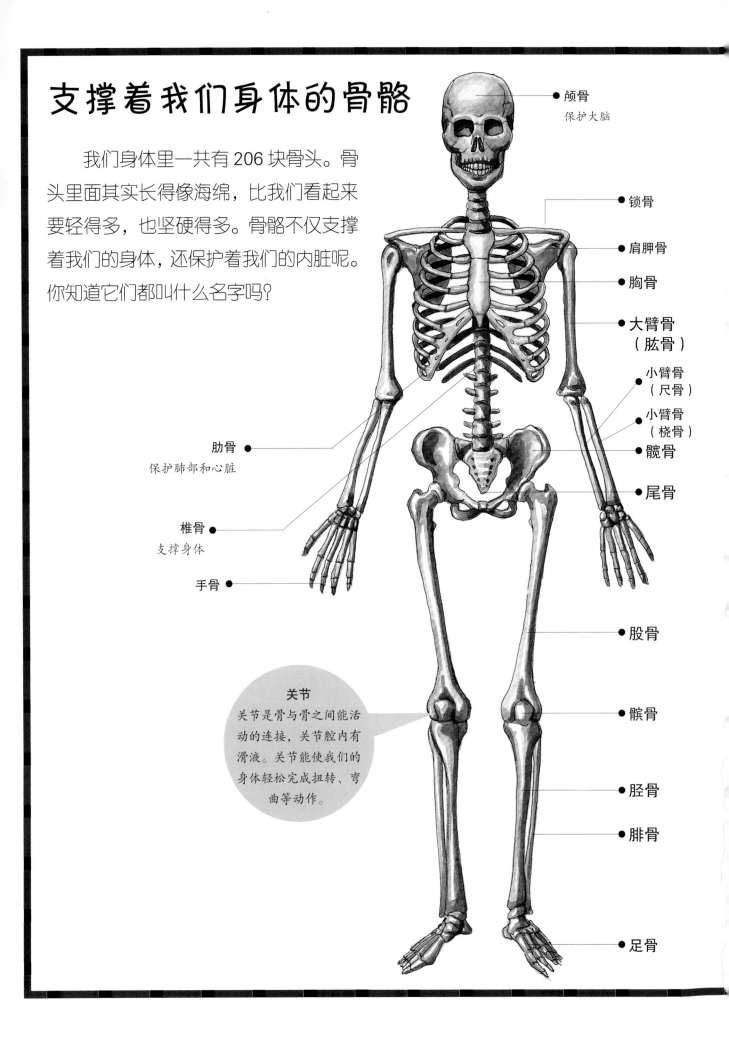

● 颅骨
保护大脑

● 锁骨

● 肩胛骨

● 胸骨

● 大臂骨
（肱骨）

● 小臂骨
（尺骨）

● 小臂骨
（桡骨）

● 髋骨

● 尾骨

肋骨 ●
保护肺部和心脏

椎骨 ●
支撑身体

手骨 ●

● 股骨

● 髌骨

关节
关节是骨与骨之间能活动的连接，关节腔内有滑液。关节能使我们的身体轻松完成扭转、弯曲等动作。

● 胫骨

● 腓骨

● 足骨

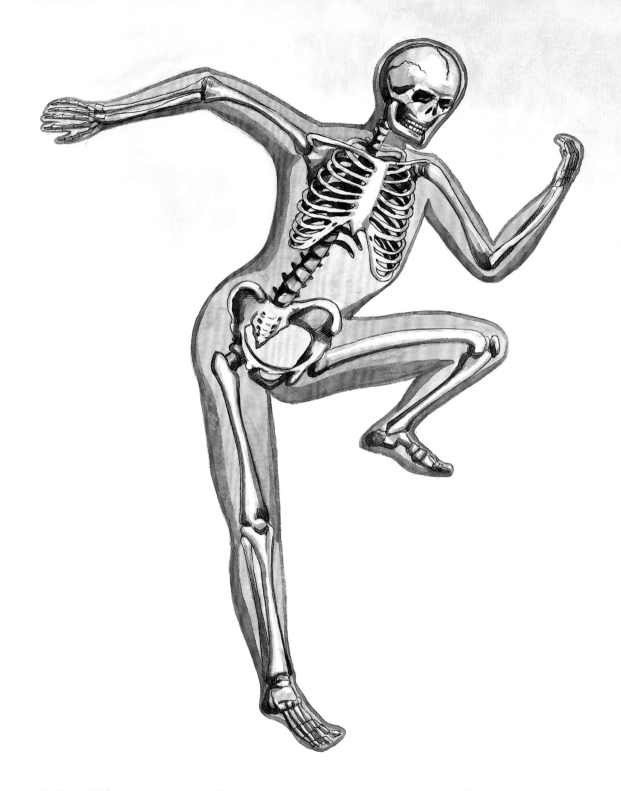

手臂的骨头与腿部的骨头样子差不多。

不过与肋骨相比，腿部的骨骼要支撑身体的重量和行走，

因此腿部骨骼会更长、更粗壮一些。

试着站起来跑跑看吧。

手上的指骨们能够帮助我们更好地抓住物品。

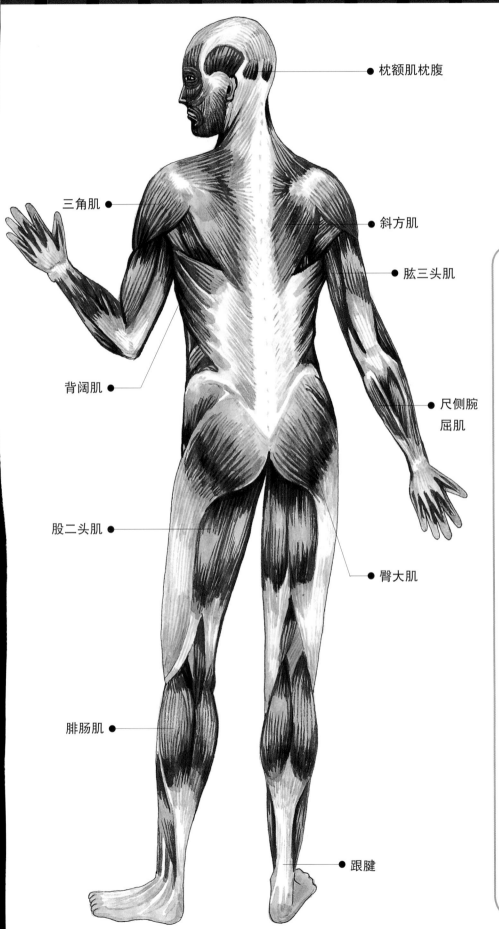

枕额肌枕腹

三角肌

斜方肌

肱三头肌

背阔肌

尺侧腕
屈肌

股二头肌

臀大肌

腓肠肌

跟腱

骨骼与肌肉的作用

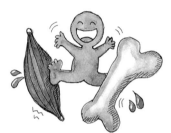

支撑和保护身体

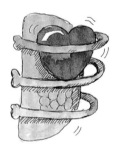

保护心脏和肺部等内脏器官

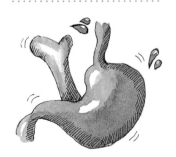

使得身体与内脏能够正常运作

使我们身体运动的肌肉

肌肉主要分为三种类型。

附着在骨头上，身体运动时所必需的骨骼肌；分布在内脏和血管壁，不受我们意识支配的平滑肌；能够让心脏不停运动的心肌。下面让我们来看看全身主要肌肉的名称吧。

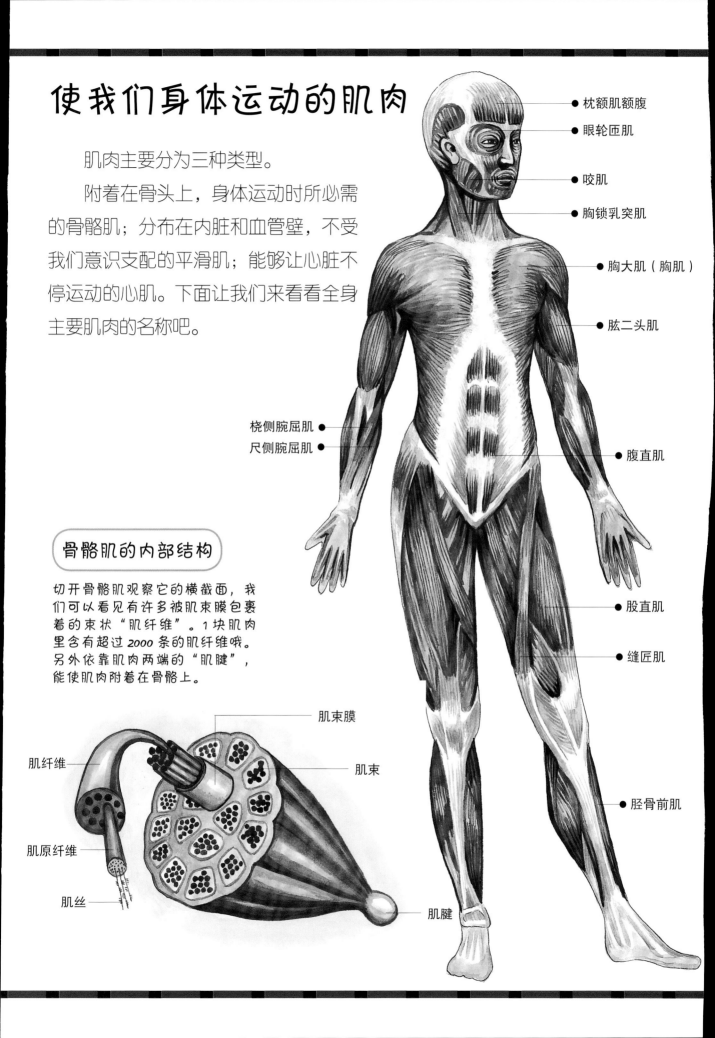

- 枕额肌额腹
- 眼轮匝肌
- 咬肌
- 胸锁乳突肌
- 胸大肌（胸肌）
- 肱二头肌
- 桡侧腕屈肌
- 尺侧腕屈肌
- 腹直肌
- 股直肌
- 缝匠肌
- 胫骨前肌

骨骼肌的内部结构

切开骨骼肌观察它的横截面，我们可以看见有许多被肌束膜包裹着的束状"肌纤维"。1块肌肉里含有超过2000条的肌纤维哦。另外依靠肌肉两端的"肌腱"，能使肌肉附着在骨骼上。

- 肌束膜
- 肌束
- 肌纤维
- 肌腱
- 肌原纤维
- 肌丝

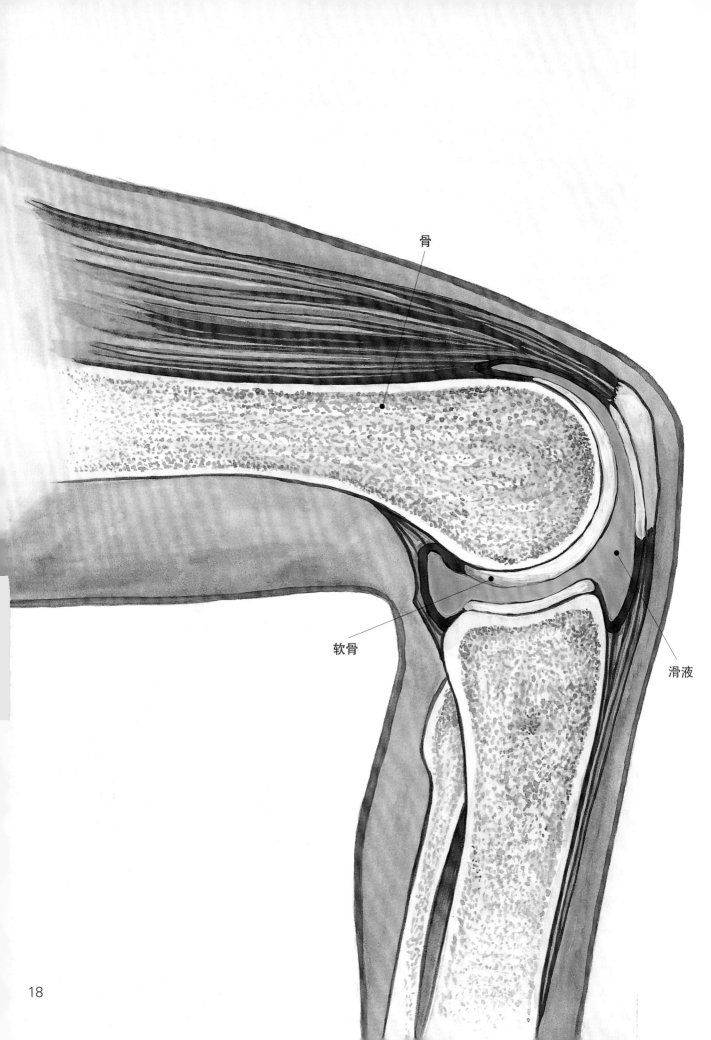

骨

软骨

滑液

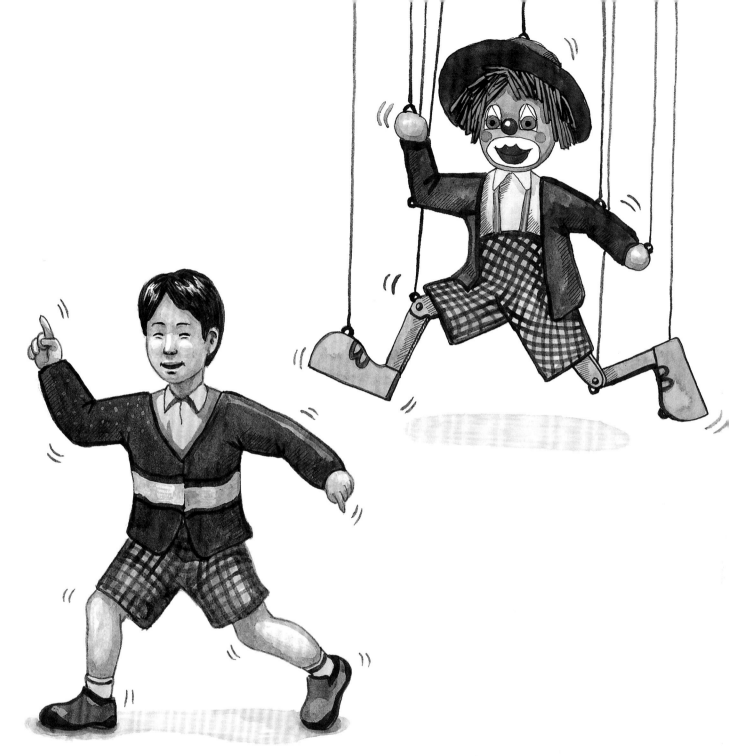

我们身体的哪些地方能够做弯曲和伸展运动呀？

这些地方叫做"关节"，是骨头和骨头连接的地方。

相邻的骨头之间有"软骨"和"滑液"，

它们能保证我们更好地做弯曲运动。

不同位置的关节所做弯曲运动的方向会略有不同。

要是没有关节的话，我们的身体就会像木头一样啦。

因为相邻的骨头之间有"软骨"和"滑液"，所以我们的身体能够做弯曲和伸展运动。

那么骨头里面究竟是什么样子呢？

骨头主要是由水和钙盐混合构成的。

虽然表面坚硬，但其实骨头里面是柔软而富有血液的骨髓。

骨组织一直在不断地被吸收，也在不断地合成。

所以骨头就算是断了，也还是会慢慢愈合的。

当然也有的骨头里面是"红骨髓"（有的骨头里面是黄骨髓）。

红骨髓内产生的"红细胞"，

能在血液中运输氧气。

由于小朋友们（约6岁之前）几乎全身的骨头里都是红骨髓，

所以能够造出更多的血液；

而大人们只需要部分骨头造血就足够了。

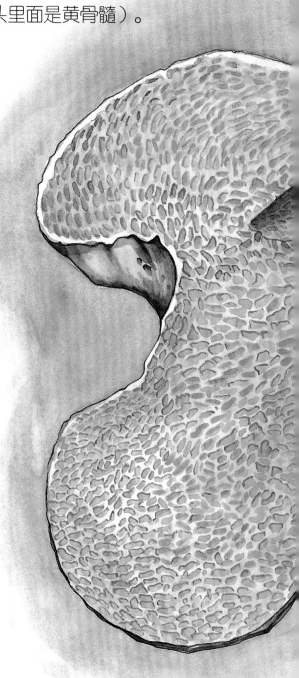

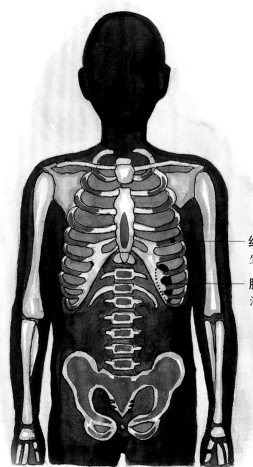

—— **红骨髓**
生产红细胞

—— **脾脏**
清除衰老的红细胞

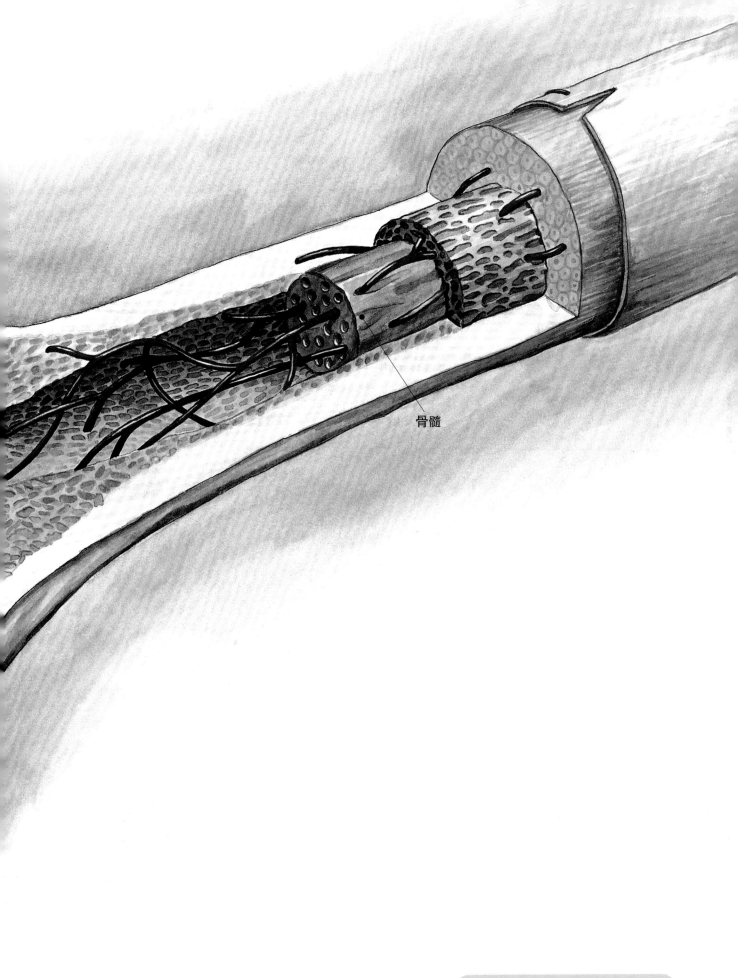

骨髓

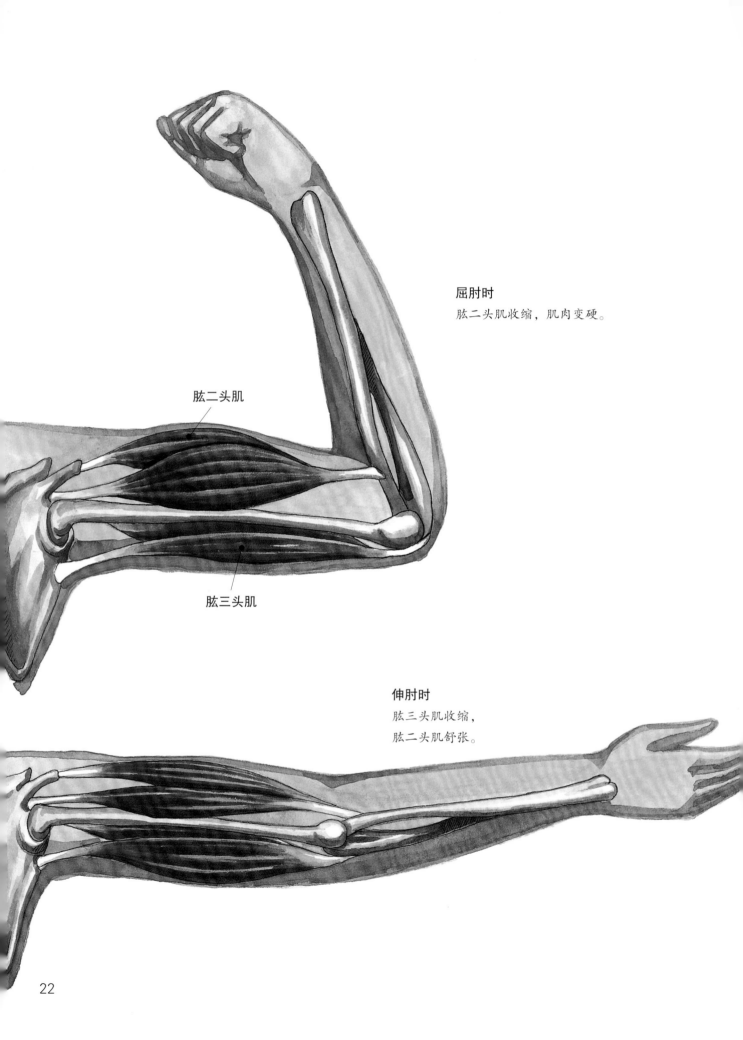

屈肘时
肱二头肌收缩，肌肉变硬。

肱二头肌

肱三头肌

伸肘时
肱三头肌收缩，
肱二头肌舒张。

22

骨骼是怎样运动的?

骨骼的运动主要是依靠肌肉的牵引。

肌肉附着于骨头上,就像橡皮绳一样时而拉长时而收缩。

在上肢运动的时候,试着感受各处的变化吧!

感受到肌肉的运动了吗?

随着肌肉不断发达,力气也会不断变大。

只要认真运动,就能拥有傲人的肌肉哦。

当我们拥有强健的肌肉时,身体姿态也会变得更好。

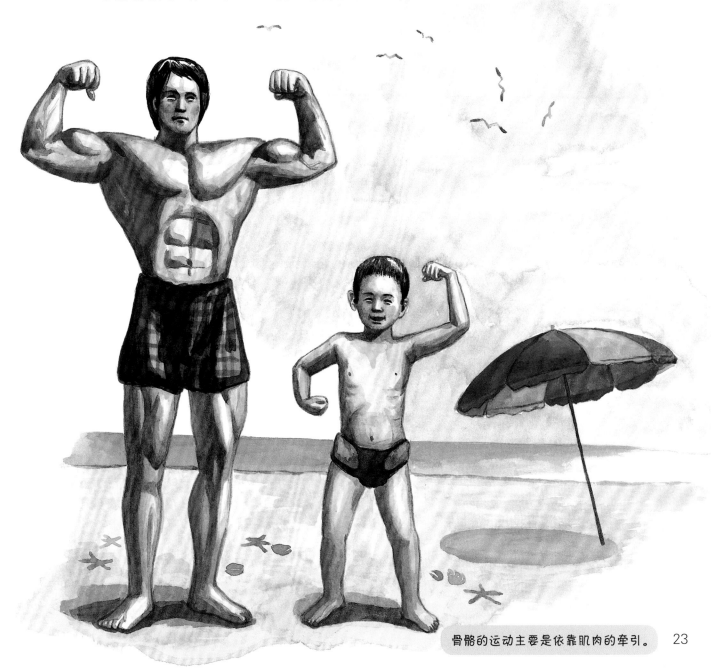

我们的眼部也有肌肉哦。

还有我们微笑的样子，也是因为面部的肌肉运动形成的。

我们身体外部看起来在运动的样子，其实都是肌肉在努力工作哦。

再比如说心脏，它就是一个以肌肉组织为主的器官，

总是"噗通噗通"忙个不停。

像心脏这样的内脏肌肉不受我们意识的控制，具有自律性。

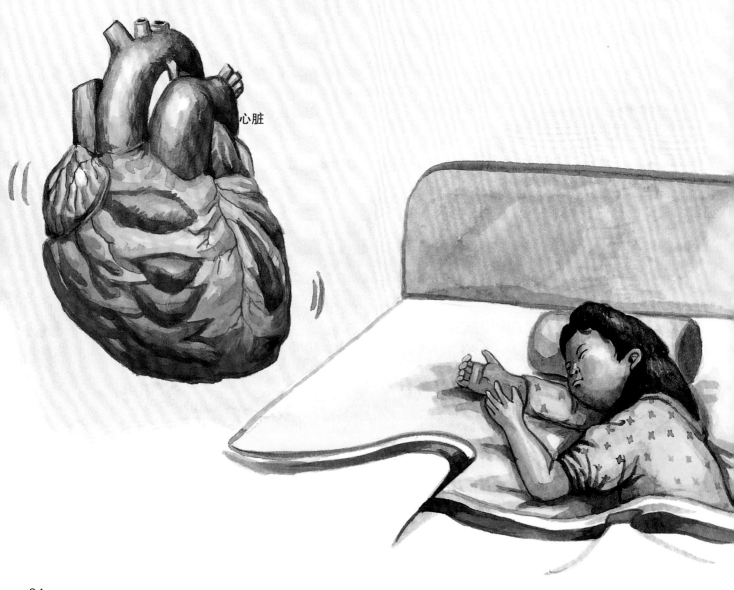

心脏

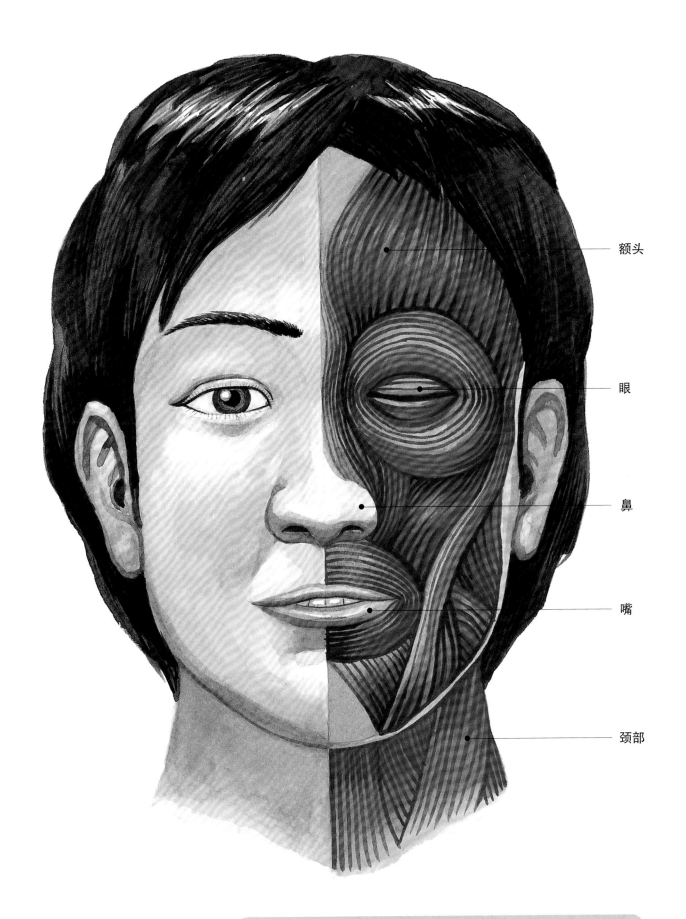

额头

眼

鼻

嘴

颈部

我们身体的所有运动都有肌肉的参与。身体里的内脏肌肉具有自律性。 25

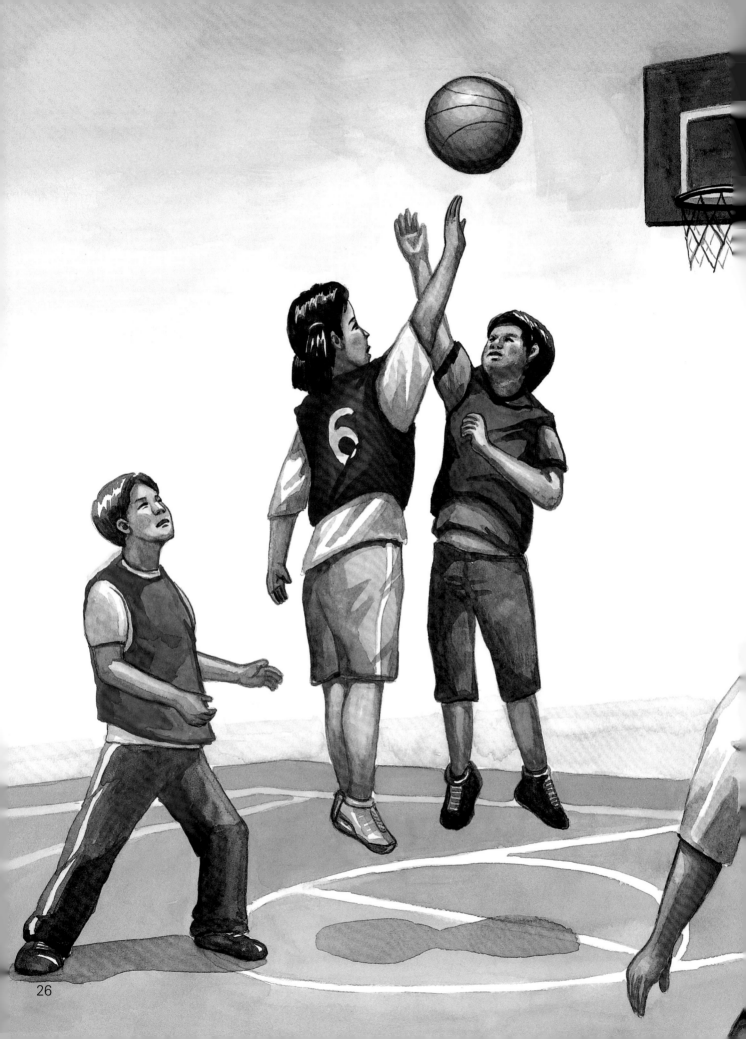

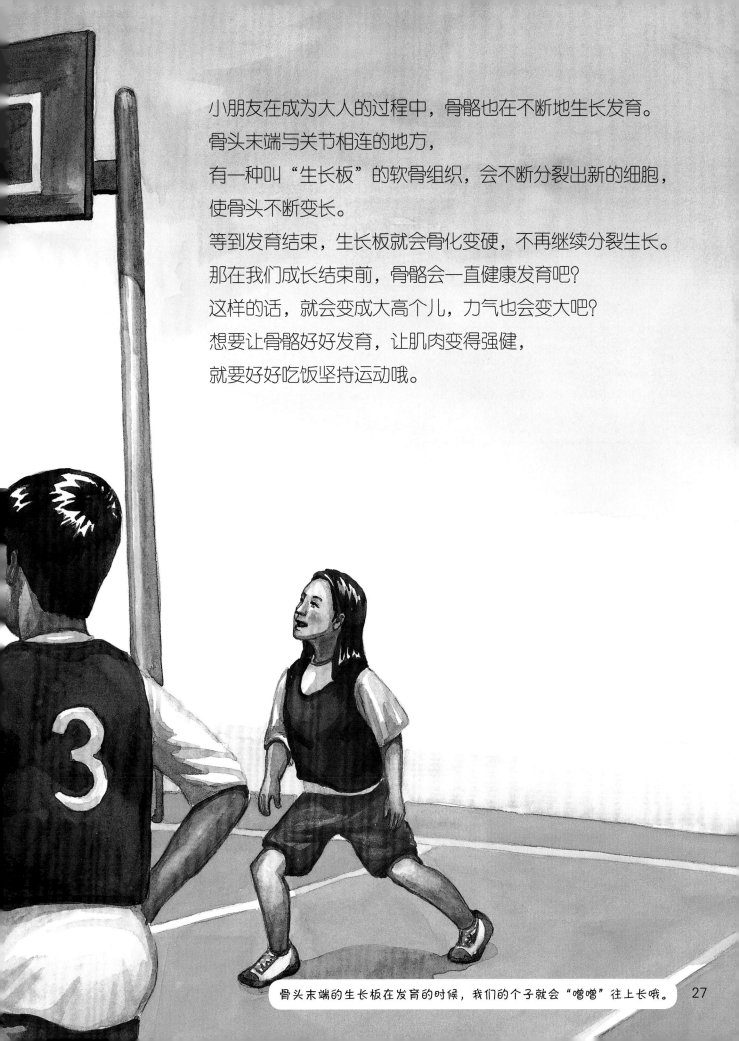

小朋友在成为大人的过程中，骨骼也在不断地生长发育。
骨头末端与关节相连的地方，
有一种叫"生长板"的软骨组织，会不断分裂出新的细胞，
使骨头不断变长。
等到发育结束，生长板就会骨化变硬，不再继续分裂生长。
那在我们成长结束前，骨骼会一直健康发育吧？
这样的话，就会变成大高个儿，力气也会变大吧？
想要让骨骼好好发育，让肌肉变得强健，
就要好好吃饭坚持运动哦。

骨头末端的生长板在发育的时候，我们的个子就会"噌噌"往上长哦。

制作骨骼与肌肉的模型

手臂弯曲和舒展时骨头和肌肉是怎样运动的？
试着制作出骨头与肌肉相连的模型，进行实验观察。

准备材料　3个纸箱子、棉花、2双丝袜、透明胶带、线。

观察方法

1. 分别制作3个纸箱，充当我们肩膀、大臂和小臂上的骨头，并在关节处的上下方贴上透明胶带，将其连接起来。
2. 在肩膀"骨头"下端约1厘米、小臂"骨头"上端约2.5厘米处，用小刀划出凹槽，以确保后续缠线不会移位。
3. 剪下两截丝袜塞入棉花，两端用线缠绕，两端各留下一截较长的线。
4. 将装好棉花的两截丝袜分别放置在大臂"骨头"的上方和下方，拉紧长线将其固定在事先划出的"骨头"的凹槽处。
5. 缓慢移动模型的手臂，进行观察。

实验结果

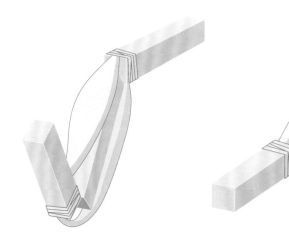

"手臂"弯曲时，下方的丝袜（肱三头肌）被拉长，上方的丝袜（肱二头肌）收缩。

"手臂"伸直时，上方的丝袜（肱二头肌）被拉长，下方的丝袜（肱三头肌）收缩。

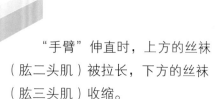

为什么会这样呢？

屈肘时，内侧肌肉收缩，外侧肌肉舒张。而伸肘时，内侧肌肉被拉长，外侧肌肉收缩。

我还想知道更多

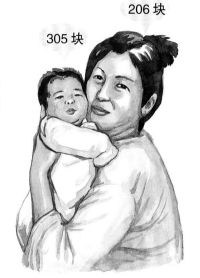

206 块

305 块

提问 新生儿全身一共有几块骨头？

一般来说，成人的骨头共有 206 块。但儿童全身骨头的数量比大人更多。比如儿童脊柱的下端原本是由 5 块脊椎骨连接而成的，随着不断地成长，这 5 块骨头会融合成 1 块。另外，新生儿的颅骨也分为几个部分，随着骨骼的生长，骨与骨之间存在的缝隙逐渐闭合，因此构成颅骨的骨头数量也随之减少。

据说新生儿的骨头数量多达 305 块，比成人足足多了 99 块。我们知道新生儿的骨头非常脆弱，而这种分段式的骨骼能够有效地预防骨头断裂。

提问 为什么腿会发麻？

如果长时间保持跪坐姿势，我们的腿就会发麻。这是因为我们压到了小屁股，导致血液无法很好地被运送到膝盖以下的血管里。如果血管被压无法继续正常输送氧气的话，那么肌肉里的氧气就会被耗尽。要是我们的身体在这个时候突然有所运动，并且使用到了这部分缺氧的肌肉，那么就会有短暂的疼痛和腿麻等症状。

提问 为什么走路时手臂会前后摆动？

其实走路时手臂的前后摆动是身体为了保持平衡所产生的一种自然现象。如果我们走路时手臂保持不动，那么身体就很难保持平衡。因此，为了保持身体重心的稳定，在行走时我们的手臂会自然摆动起来。这也是为什么四肢动物在出生后数小时内就能站立行走，而人类婴儿却需要 1 年左右的时间才学会站立行走，因为人类在婴儿时期还不会随心所欲地摆动手臂。

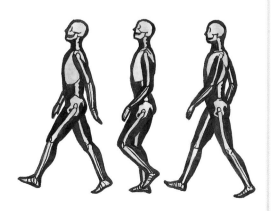

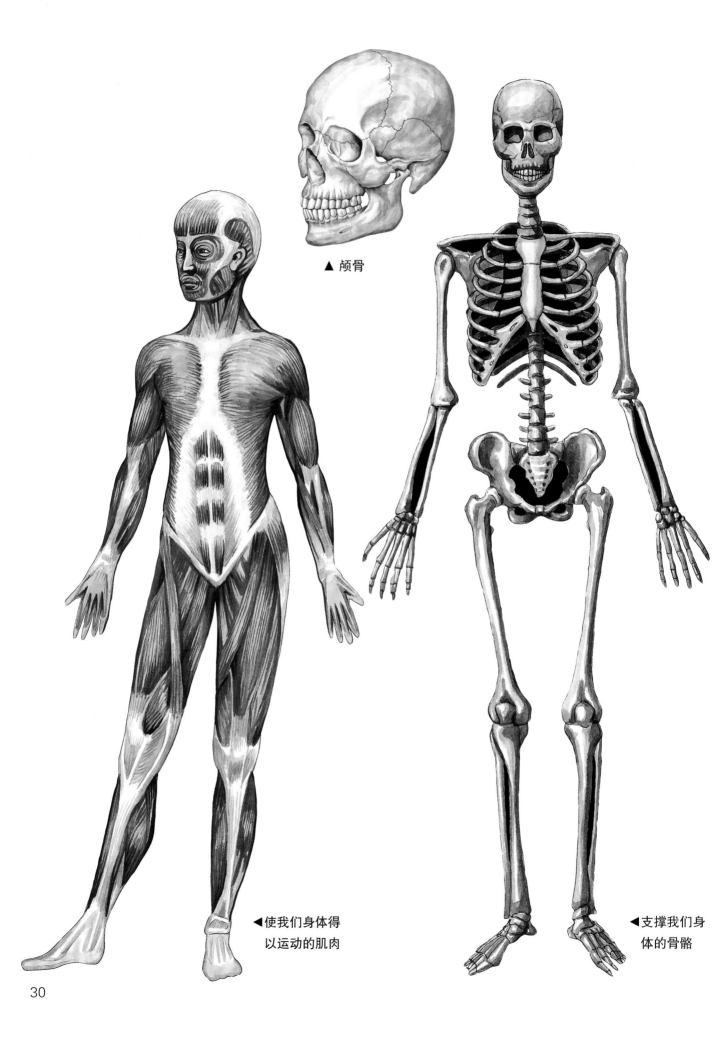

▲ 颅骨

◀使我们身体得
以运动的肌肉

◀支撑我们身
体的骨骼

早上和傍晚的身高不一样？

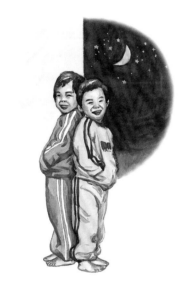

你知道吗？早晨是我们一天当中个子最高的时候。因为一整天的工作和行走会使得我们的脊柱弯曲，另外承托着我们脑袋重量的也是脊柱哦。脊柱由脊椎骨组成，而每块脊椎骨之间又都有一种叫"椎间盘"的软骨做衔接。

人类的脊柱由 24 块分离椎骨 1 块骶骨和 1 块尾骨形成，这些分离椎骨之间大多有"椎间盘"的存在（第 1 与第 2 颈椎之间无椎间盘），它们能够缓解来自头部或腿部的冲击和重量。当人们在站立状态下运动时，由于受到头部重量的压迫，椎间盘会被压缩。不过等到晚上我们躺下之后，椎间盘就又会恢复原样了。因此在每个椎间盘伸长恢复原样的早晨，我们的身高是最高的。

这个一定要知道！

1 下列选项中，哪一项不是我们身体里的骨骼？

- [ ] 肋骨
- [ ] 脊柱
- [ ] 手骨
- [ ] 翅膀骨

2 我们身体有一个部分既可以弯曲又可以伸直，同时还是骨头与骨头相互连接的部分，它的名字叫什么？

- [ ] 接口
- [ ] 连接节点
- [ ] 关节
- [ ] 脊椎骨

3 骨头是由什么构成的？

- [ ] 蛋白质
- [ ] 水和钙盐
- [ ] 碳水化合物
- [ ] 水和维生素

4 猜一猜，我们身体哪个部分是没有肌肉的？

- [ ] 不停跳动的心脏
- [ ] 能够提起重物的手臂
- [ ] 会微笑的脸
- [ ] 坚硬的牙齿

1. 翅膀骨 / 2. 关节 / 3. 水和钙盐 / 4. 坚硬的牙齿

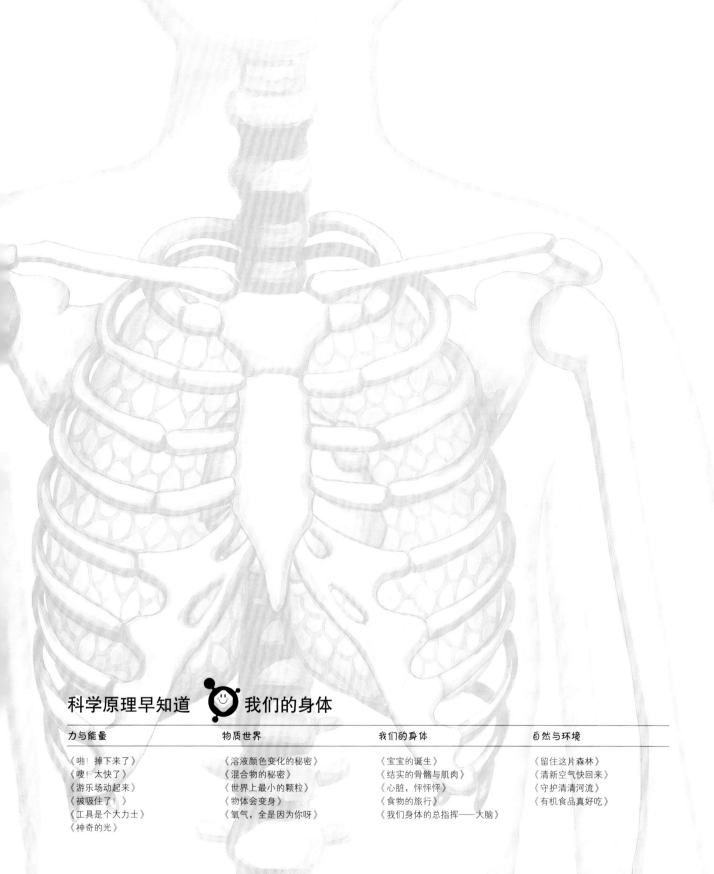

科学原理早知道　我们的身体

力与能量	物质世界	我们的身体	自然与环境
《啪！掉下来了》	《溶液颜色变化的秘密》	《宝宝的诞生》	《留住这片森林》
《嗖！太快了》	《混合物的秘密》	《结实的骨骼与肌肉》	《清新空气快回来》
《游乐场动起来》	《世界上最小的颗粒》	《心脏，怦怦怦》	《守护清清河流》
《被吸住了！》	《物体会变身》	《食物的旅行》	《有机食品真好吃》
《工具是个大力士》	《氧气，全是因为你呀》	《我们身体的总指挥——大脑》	
《神奇的光》			

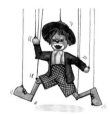

推荐人 朴承载教授（首尔大学荣誉教授，教育与人力资源开发部科学教育审议委员）
作为本书推荐人的朴承载教授，不仅是韩国科学教育界的泰斗级人物，创立了韩国科学教育学院，任职韩国科学教育组织联合会会长，还担任着韩国科学文化基金会主席研究委员、国际物理教育委员会（IUPAP-ICPE）委员、科学文化教育研究所所长等职务，是韩国儿童科学教育界的领军人物。

推荐人 大卫·汉克（Dr. David E. Hanke）教授（英国剑桥大学教授）
大卫·汉克教授作为本书推荐人，在国际上被公认为是分子生物学领域的权威，并且是将生物、化学等基础科学提升至一个全新水平的科学家。近期积极参与了多个科学教育项目，如科学人才培养计划《科学进校园》等，并提出《科学原理早知道》的理论框架。

编审 李元根博士（剑桥大学理学博士，韩国科学传播研究所所长）
李元根博士将科学与社会文化艺术相结合，开创了新型科学教育的先河。
参加过《好奇心天国》《李文世的科学园》《卡卡的奇妙科学世界》《电视科学频道》等节目的摄制活动，并在科技专栏连载过《李元根的科学咖啡馆》等文章。成立了首个科学剧团，并参与了"LG科学馆"以及"首尔科学馆"的驻场演出。此外，还以儿童及一线教师为对象开展了《用魔法玩转科学实验》的教育活动。

文字 申贤镇
毕业于首尔教育大学，现为首尔高远小学教师。十分关注儿童科学教育事业，积极参与小学教师联合组织"小学科学守护者"的活动，并担任了小学科学教室和小学教师科学实验培训的讲师。参与科学中心校园和科学营项目，致力于研究让孩子在生活中也能够轻松探索科学的教学方法。

插图 李相勋
本科毕业于秋溪艺术大学主修西方绘画，并在东国大学教育研究生院学习了美术教育。目前作为一名插图画师，正在某个宁静的小乡村里创作画风温暖清新的图画。已出版作品包括《为什么没有花》《咻咻飞行的种子》《托尔斯泰短篇故事选——晨间冥想童话》和《森林里流传的睿智故事》等。

北京市版权局著作权合同版权登记号：01-2022-3273

图书在版编目（CIP）数据

结实的骨骼与肌肉 /（韩）申贤镇文；（韩）李相勋绘；祝嘉雯译.—北京：化学工业出版社，2022.6
（科学原理早知道）
ISBN 978-7-122-41014-6

Ⅰ.①结… Ⅱ.①申…②李…③祝… Ⅲ.①骨骼—儿童读物②肌肉—儿童读物 Ⅳ.①R322.7-49 ②R337-49

中国版本图书馆CIP数据核字（2022）第047998号

责任编辑：张素芳
文字编辑：昝景岩
责任校对：王 静
装帧设计：盟诺文化
封面设计：刘丽华

出版发行：化学工业出版社
　　　　　（北京市东城区青年湖南街13号 邮政编码100011）
印　装：北京华联印刷有限公司
889mm×1194mm　1/16　印张2¼　字数50千字
2023年3月北京第1版第1次印刷

购书咨询：010 - 64518888
售后服务：010 - 64518899
网　址：http://www.cip.com.cn
凡购买本书，如有缺损质量问题，本社销售中心负责调换。

定　价：25.00元　　　　版权所有　违者必究